Die sehr verstopfte Nase

Kelley Richardson

übersetzt von Silvia Seward

Urheberrecht © 2023 - Kelley Richardson

Kein Teil dieser Veröffentlichung darf ohne schriftliche Genehmigung des Autors reproduziert, in einem Datenabrufsystem gespeichert oder in irgendeiner Form und durch irgendein Mittel elektronisch, mechanisch, fotokopiert, aufgezeichnet oder anderweitig übertragen werden.

Für Informationen bezüglich der Erlaubnis schreiben Sie an:
kelley.richardson@superbreathers.com

ISBN: 979-8-9884694-0-7

ERSTE AUFLAGE

Für Finn
und Deine endlose Geduld, während wir versucht haben, die Ursachen Deiner verstopften Nase zu verstehen. Vielen Dank für Deine Bereitschaft, Deine Erfahrungen zu teilen, um Kindern überall auf der Welt dabei zu helfen, besser zu atmen, zu schlafen und zu träumen.

An alle anderen Kinder mit verstopfter Nase und unruhigem Schlaf... Atmet ihr durch den Mund?

P.S. Versuche bei jedem Umblättern den Baseball zu finden.

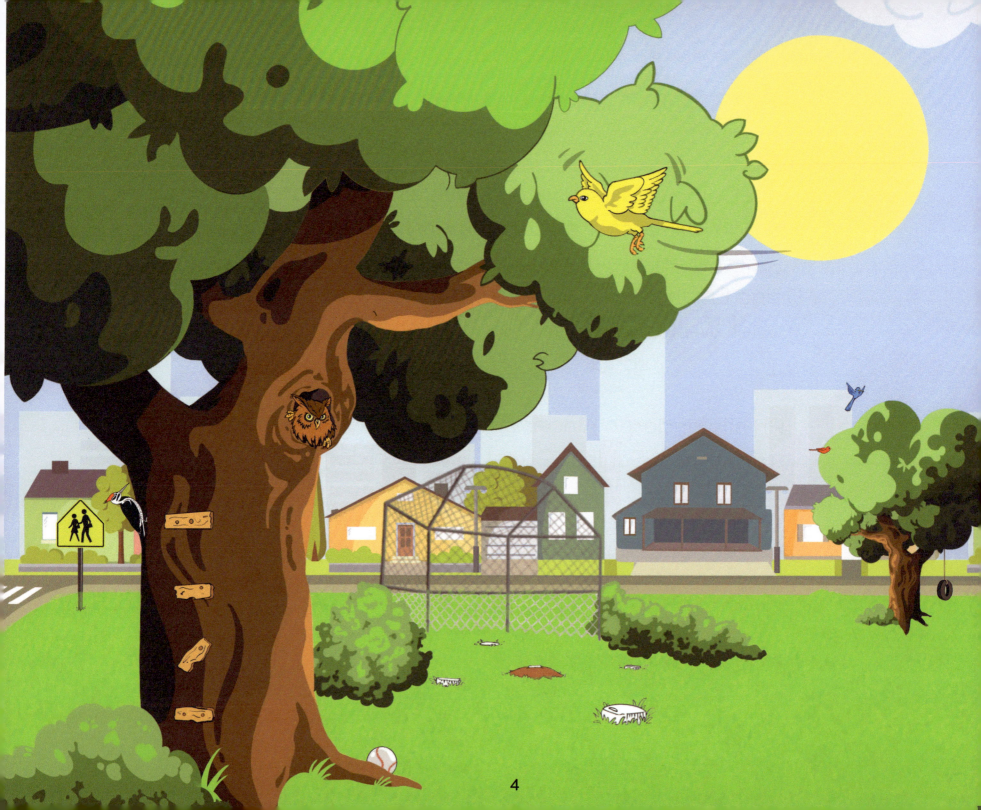

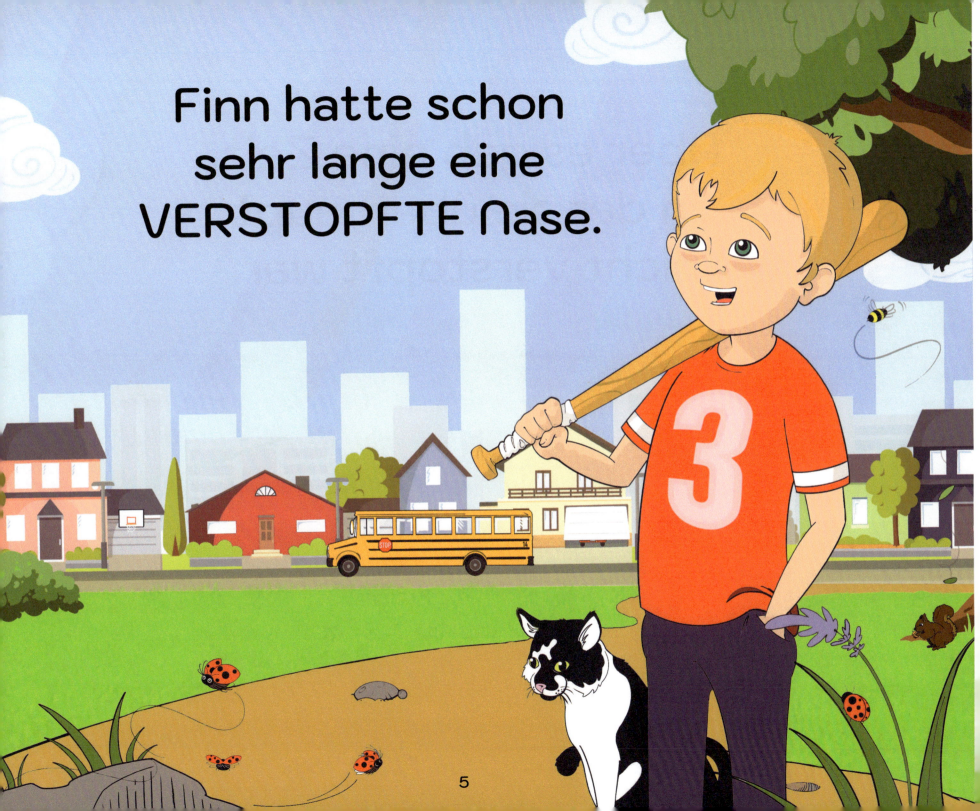

Finn hatte schon sehr lange eine VERSTOPFTE Nase.

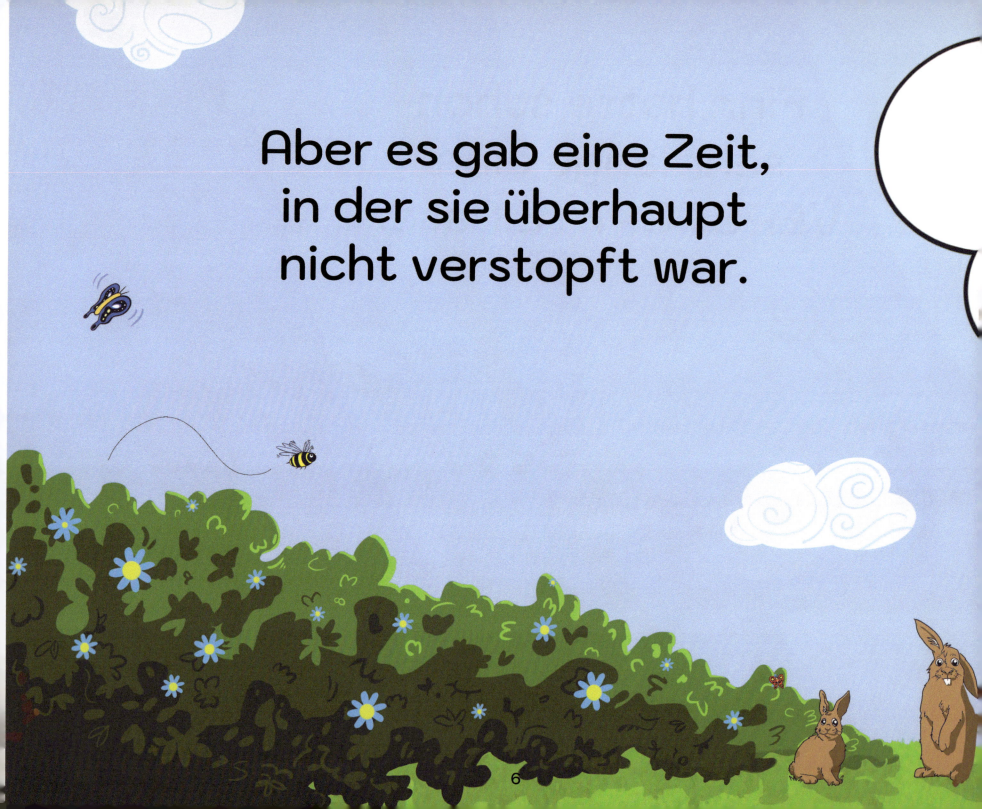

Aber es gab eine Zeit, in der sie überhaupt nicht verstopft war.

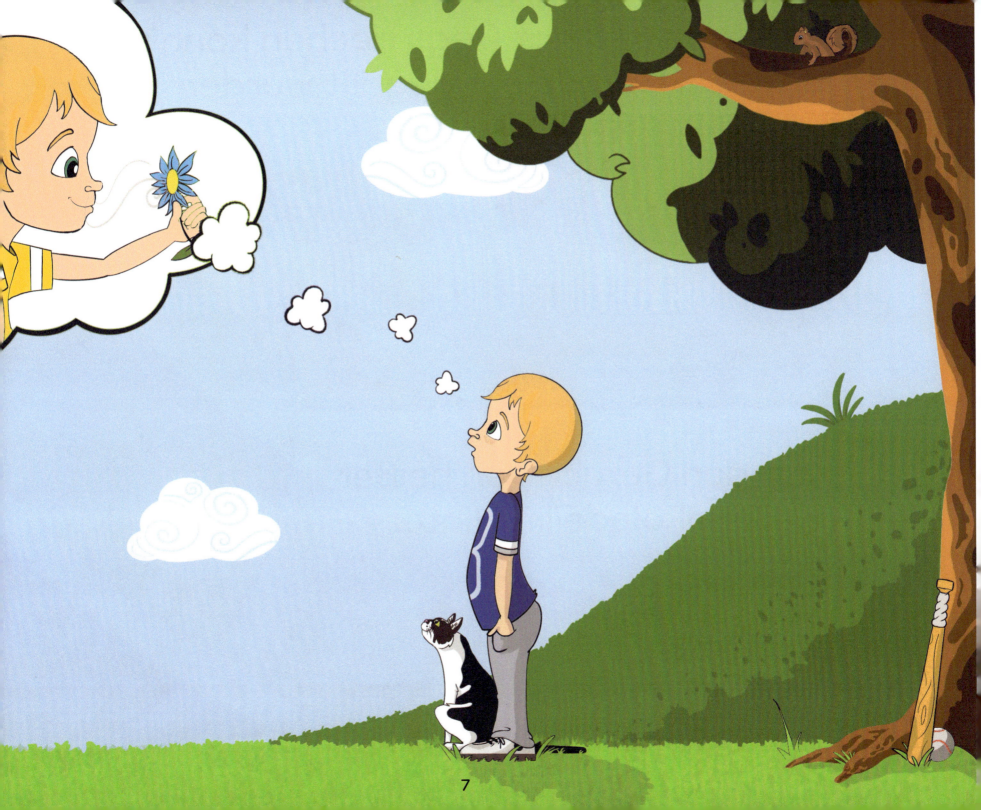

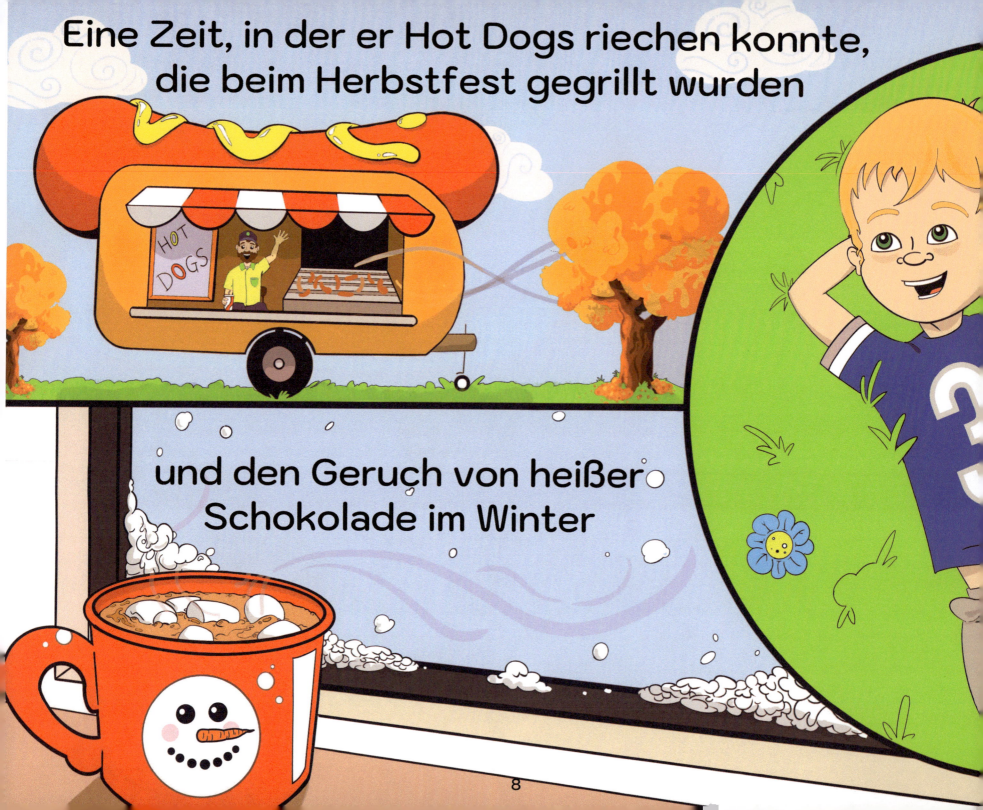

Eine Zeit, in der er Hot Dogs riechen konnte, die beim Herbstfest gegrillt wurden

und den Geruch von heißer Schokolade im Winter

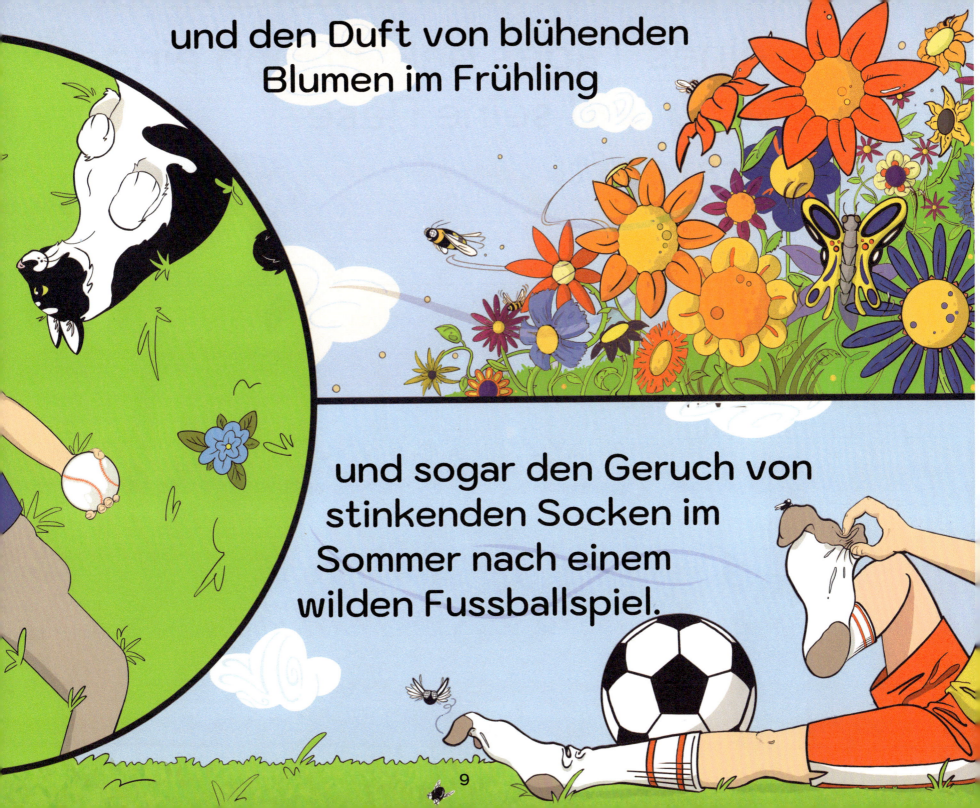

und den Duft von blühenden Blumen im Frühling

und sogar den Geruch von stinkenden Socken im Sommer nach einem wilden Fussballspiel.

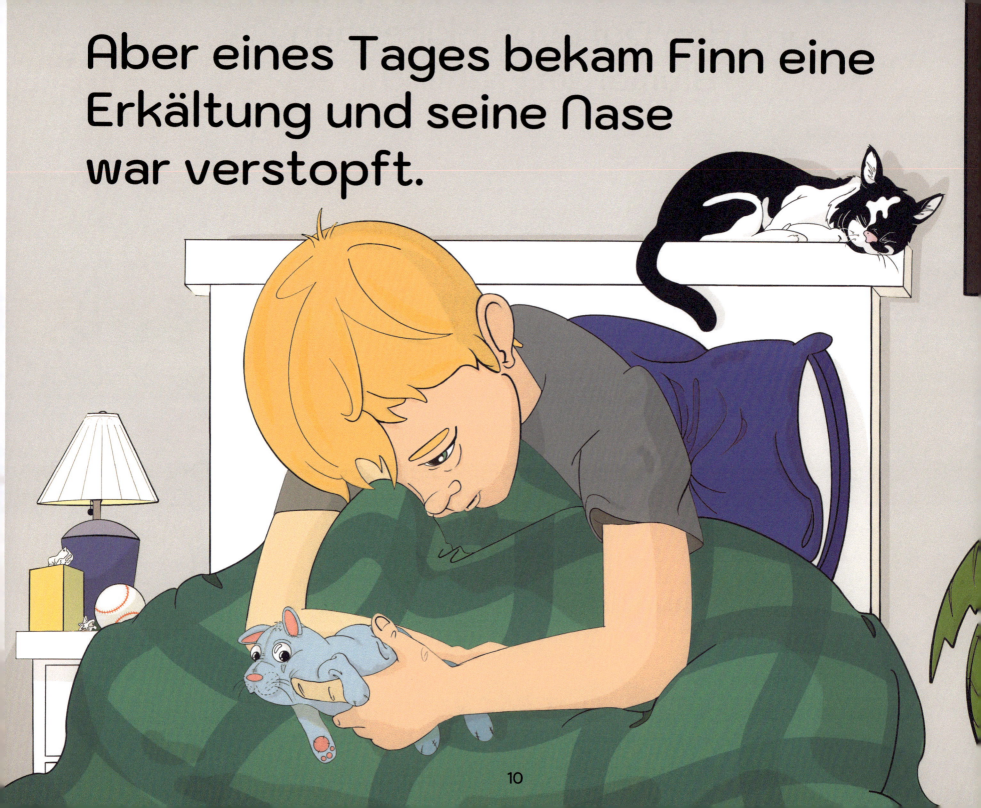
Aber eines Tages bekam Finn eine Erkältung und seine Nase war verstopft.

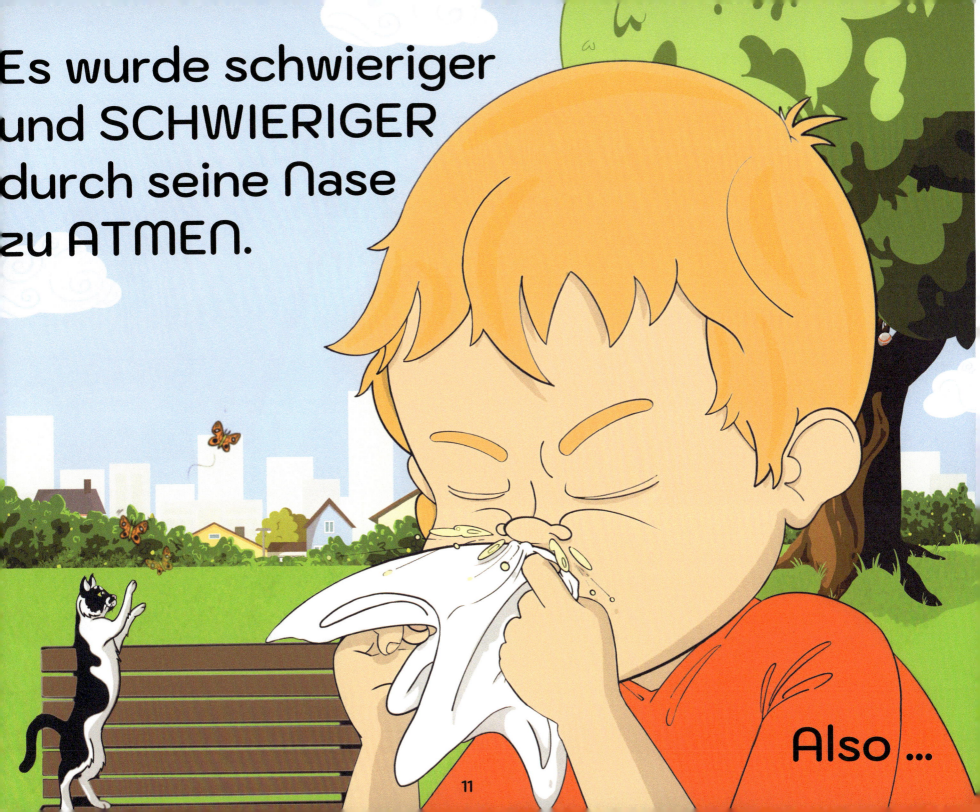

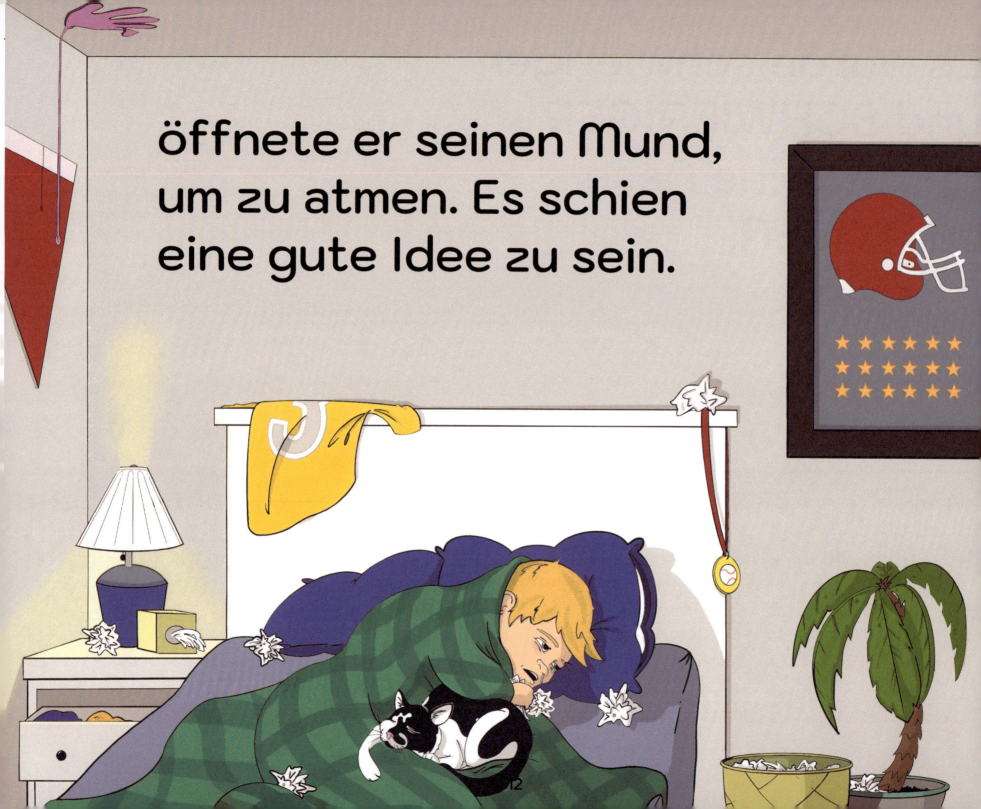
öffnete er seinen Mund, um zu atmen. Es schien eine gute Idee zu sein.

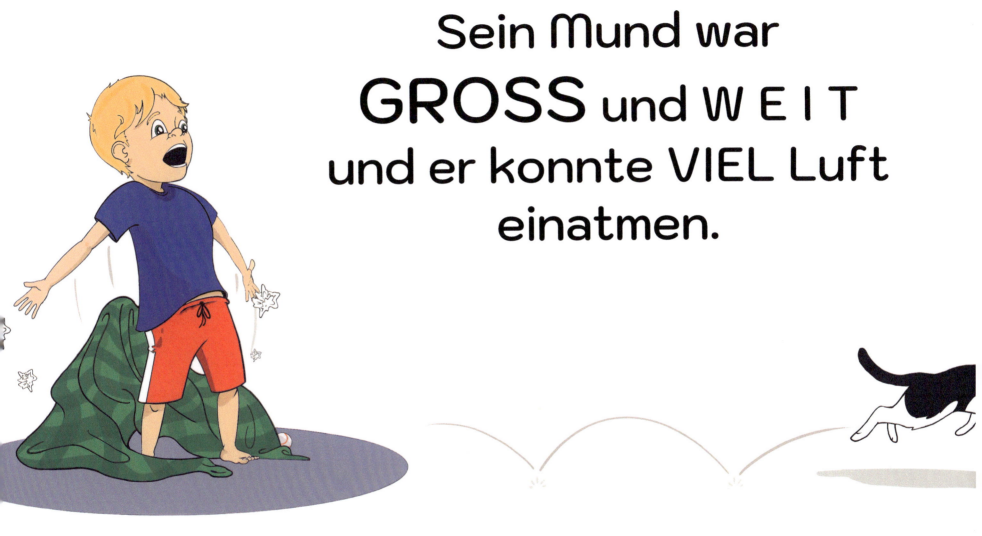

Sein Mund war GROSS und W E I T und er konnte VIEL Luft einatmen.

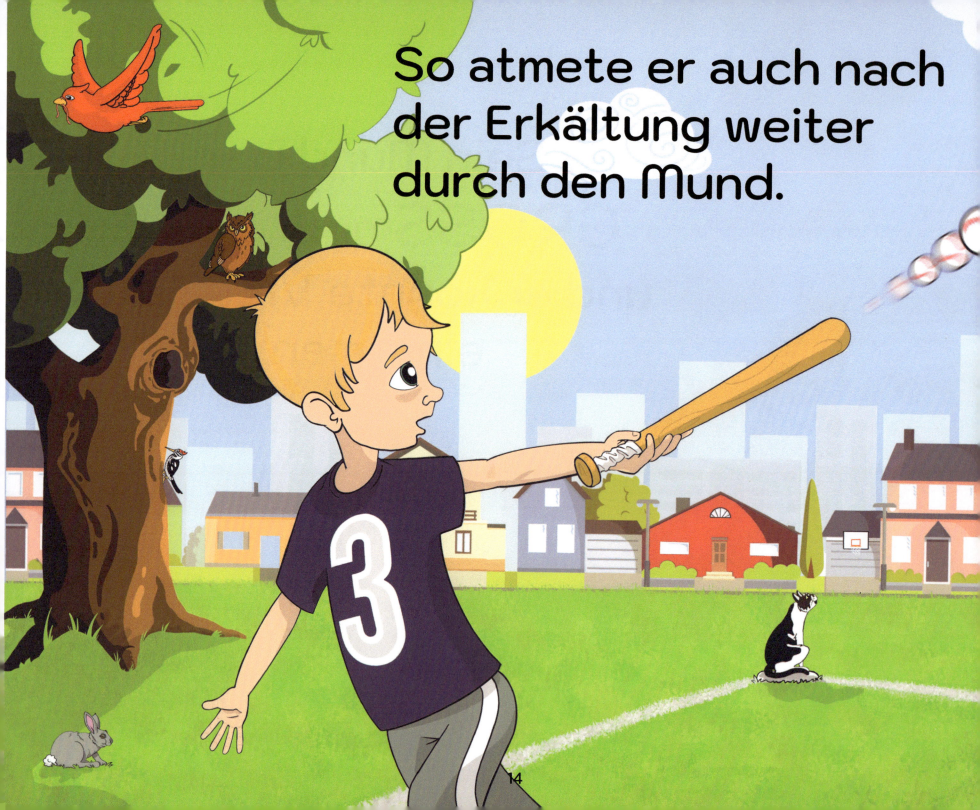

Und obwohl seine Erkältung weg war, war Finns Nase immer noch VERSTOPFT.

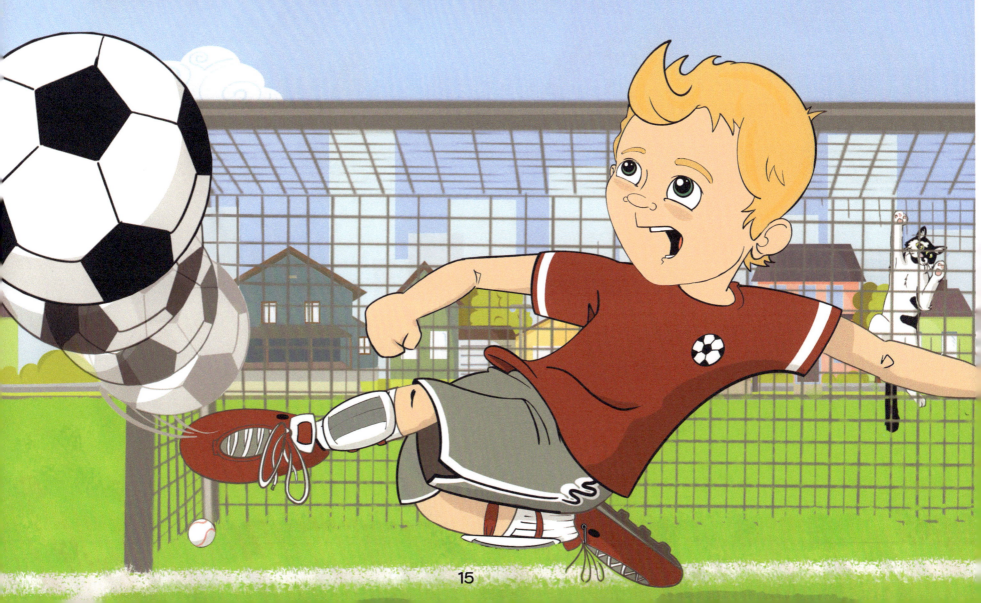

Dann, eines Tages beim Herbstfest, sah Finn den Hot Dog-Stand und stellte fest, dass er den Geruch vermisste von

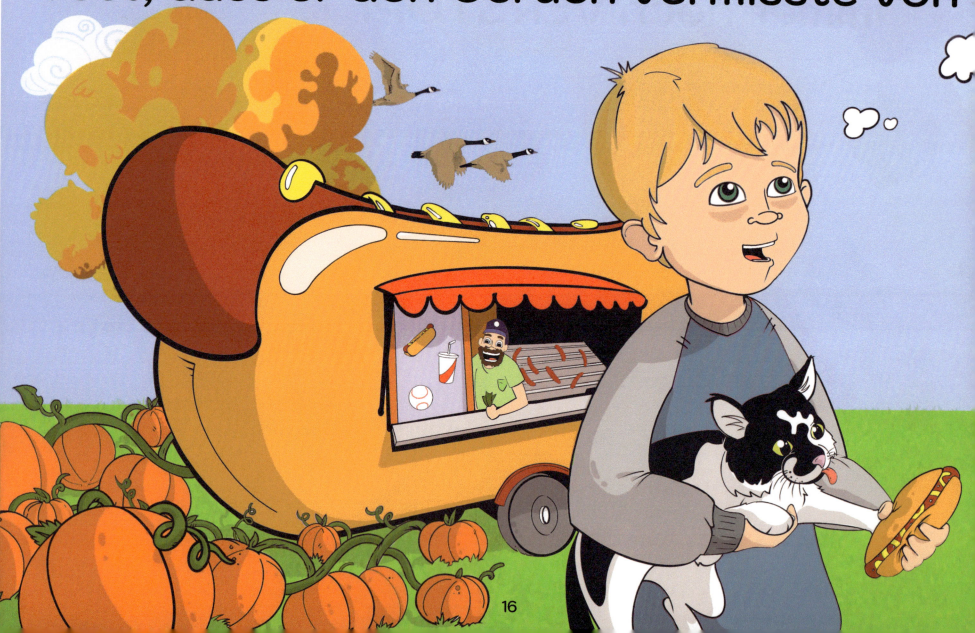

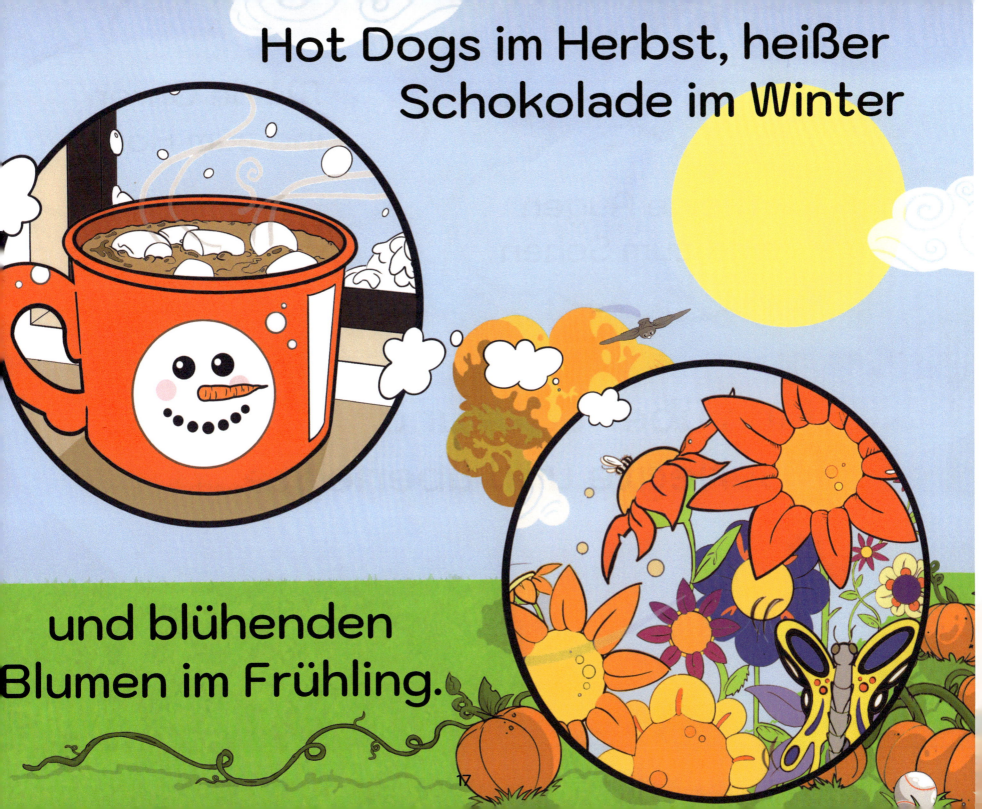

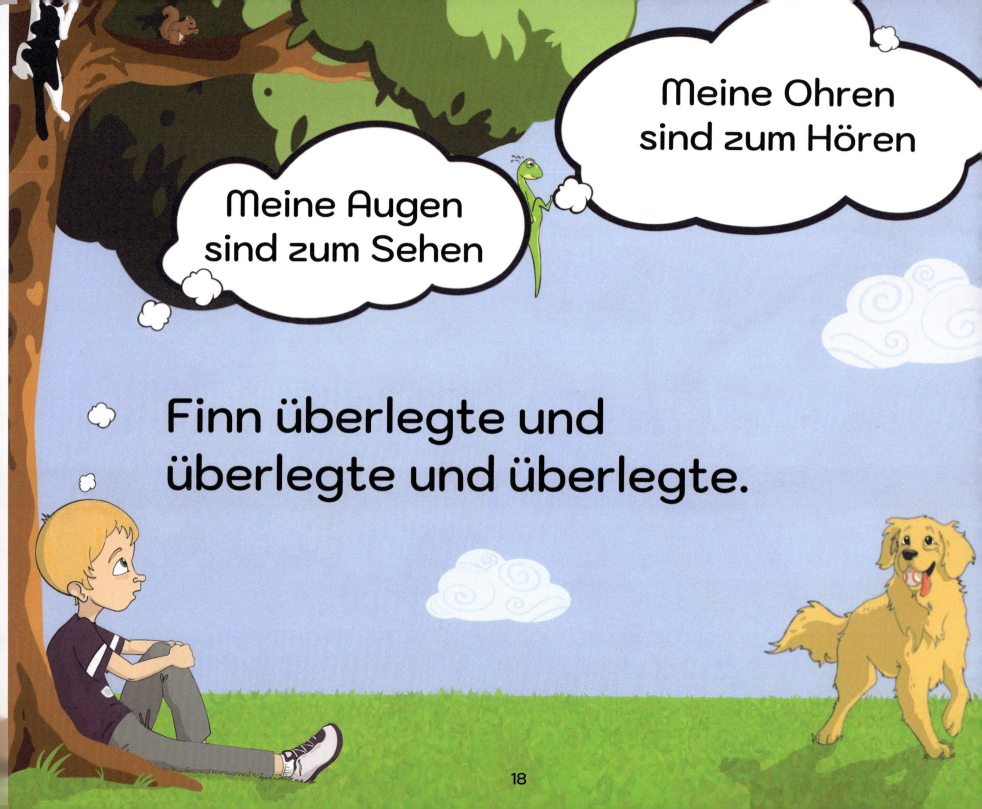

Mein Mund ist zum Essen und Trinken

ABER meine NASE ist zum Riechen und Atmen.

PLÖTZLICH bemerkte er, dass seine Nase aufhörte zu funktionieren, als er angefangen hatte, durch seinen Mund zu atmen.

Also ...

VIELLEICHT...

wenn er seinen Mund schloss und durch die Nase atmete, könnte er sie wieder zum Funktionieren bringen.

Finn schloss seinen Mund und versuchte, durch die Nase zu atmen.

Anfangs war seine Nase noch sehr VERSTOPFT, aber ... er roch etwas.

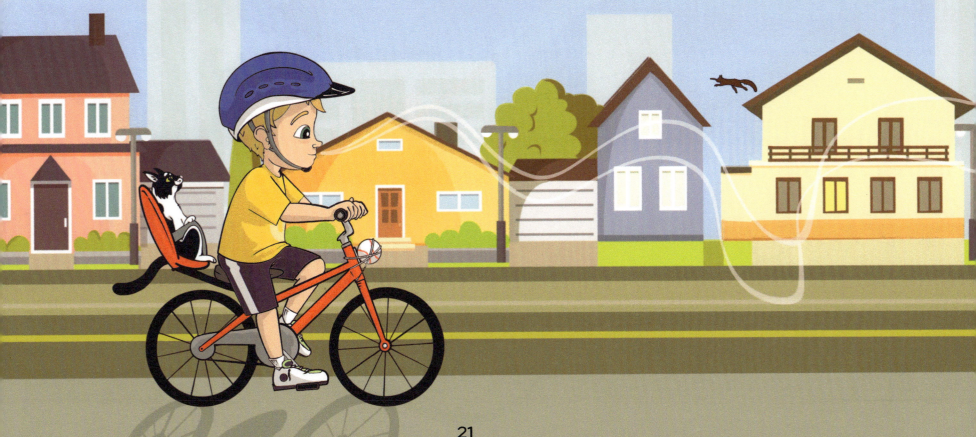

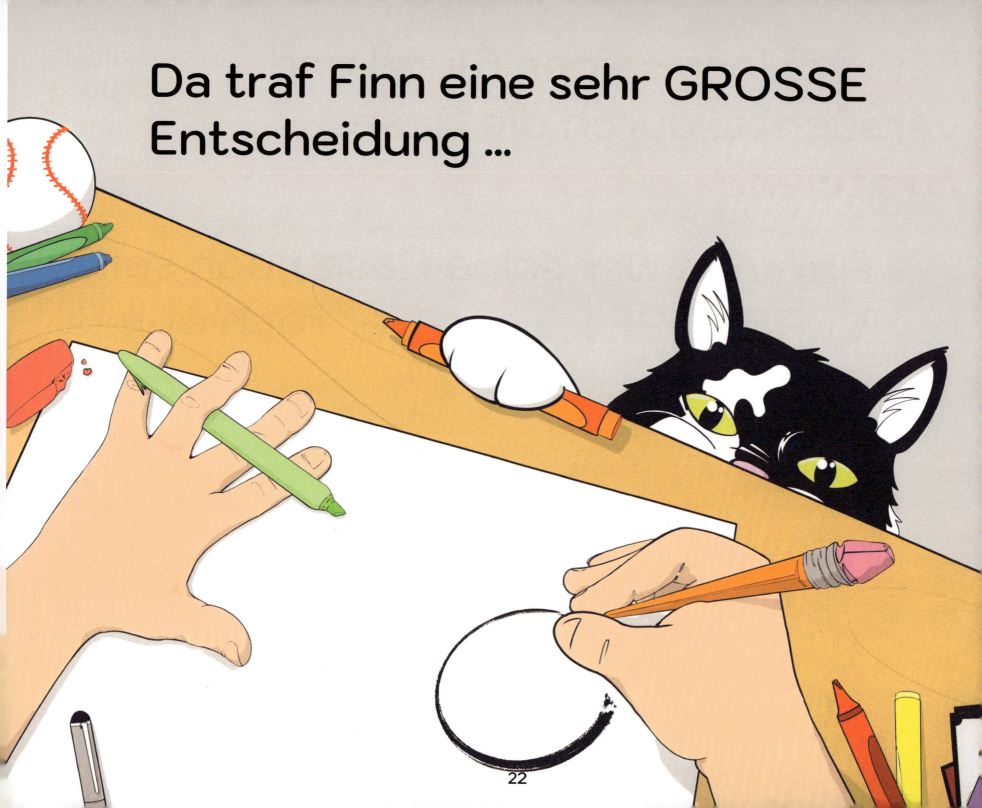

Er würde seinen Mund geschlossen halten und NUR noch durch die Nase atmen.

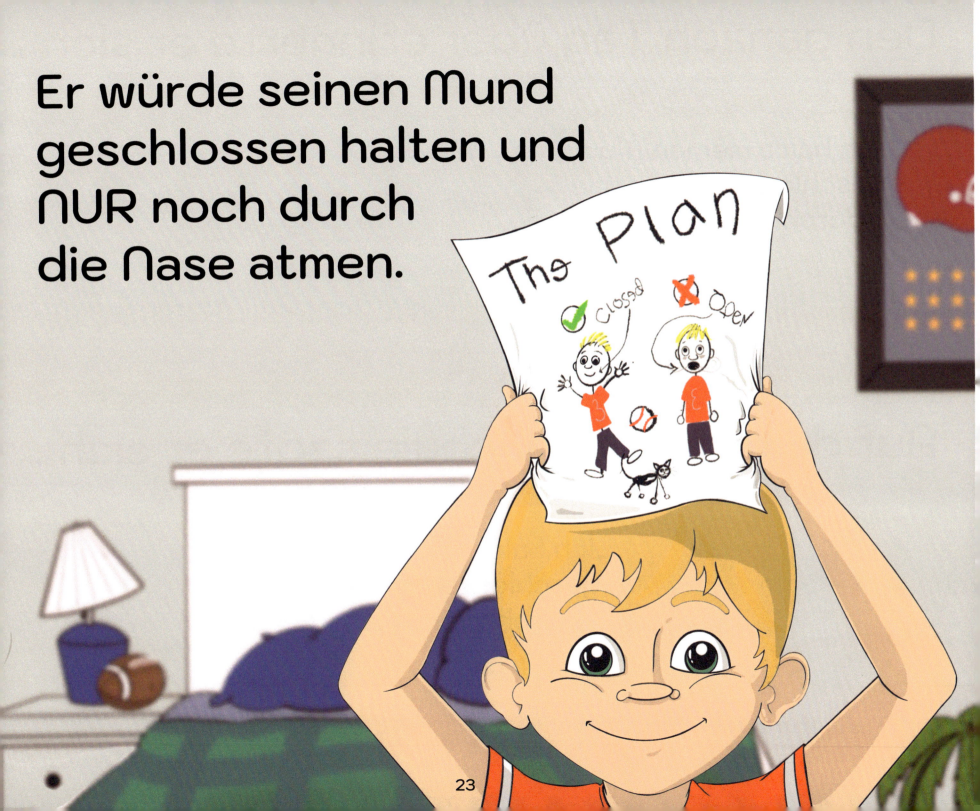

Den ganzen Tag über erinnerte er sich ...

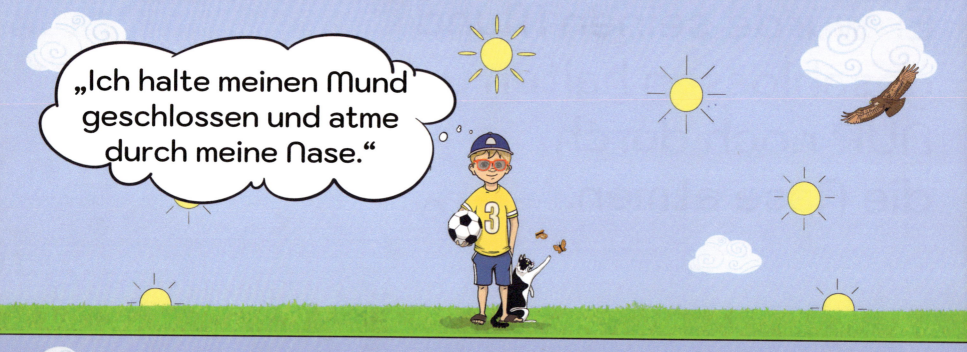

„Ich halte meinen Mund geschlossen und atme durch meine Nase."

Auf dem Weg zur Schule sagte er sich ...

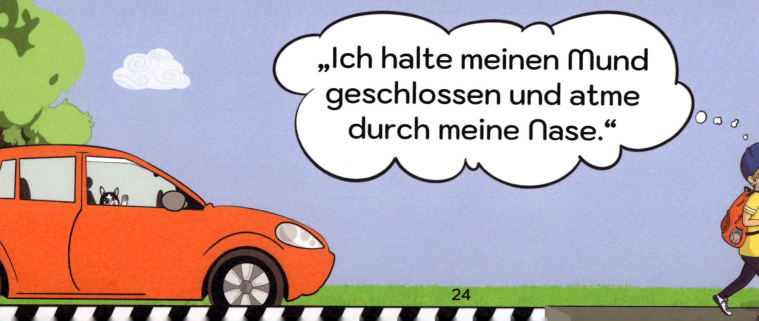

„Ich halte meinen Mund geschlossen und atme durch meine Nase."

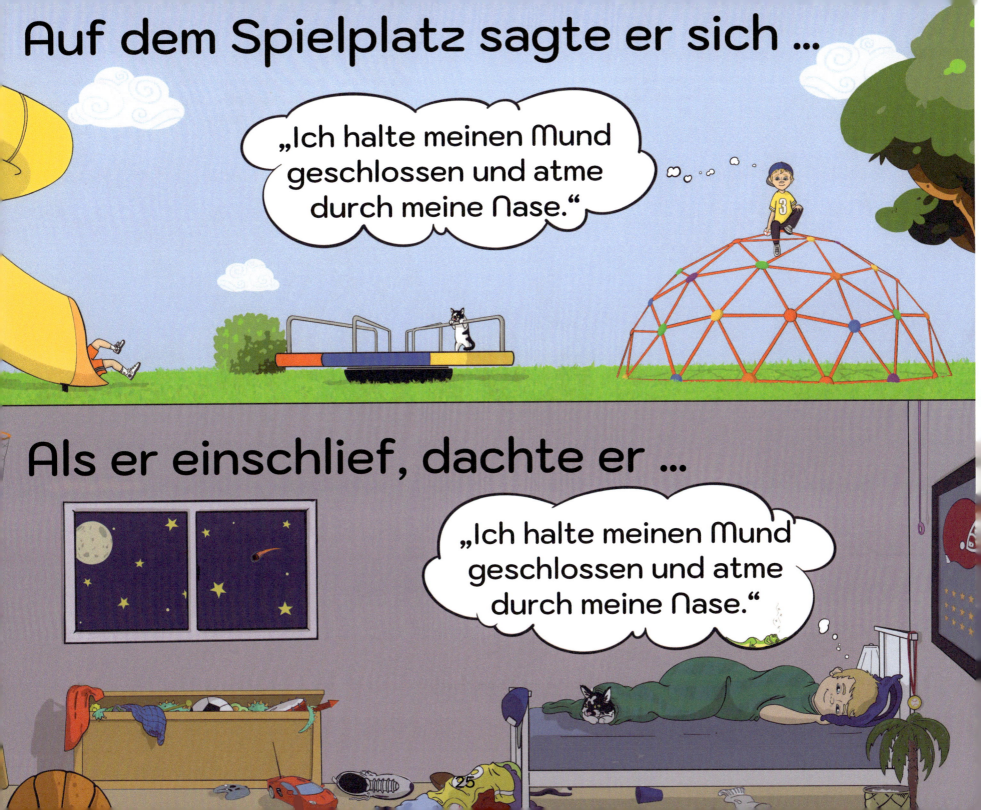

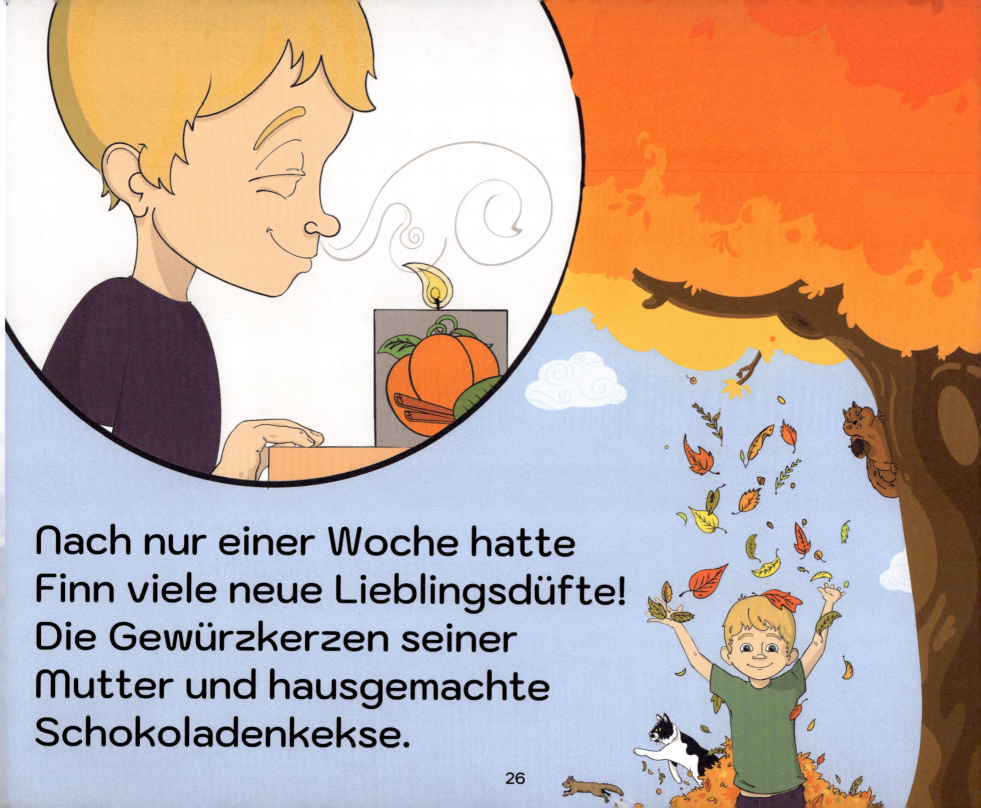

Nach nur einer Woche hatte Finn viele neue Lieblingsdüfte! Die Gewürzkerzen seiner Mutter und hausgemachte Schokoladenkekse.

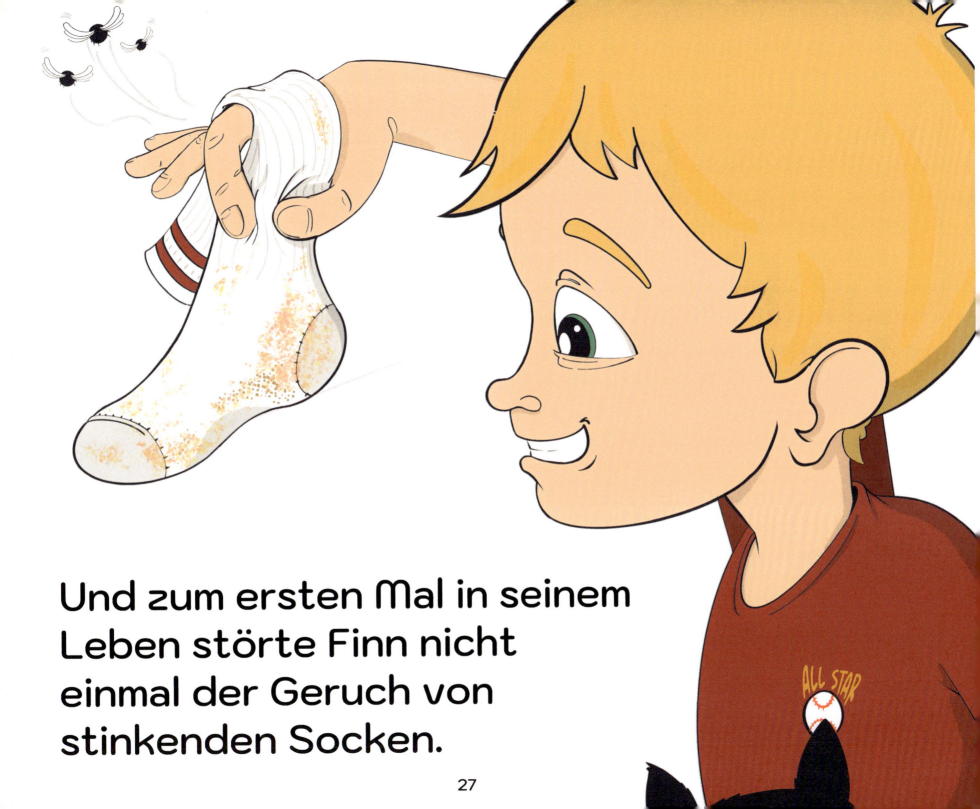

Und zum ersten Mal in seinem Leben störte Finn nicht einmal der Geruch von stinkenden Socken.

ER HATTE ES GESCHAFFT!

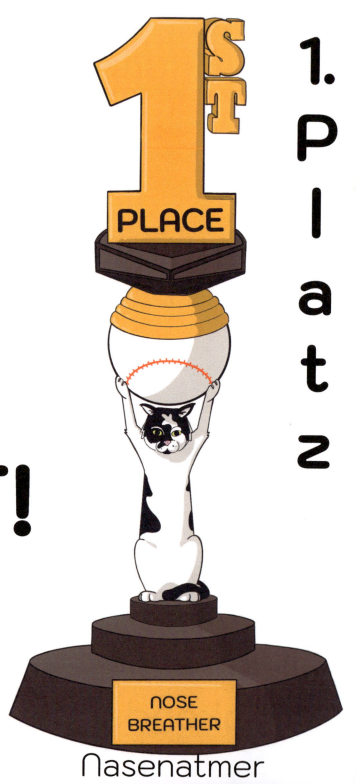

1. Platz

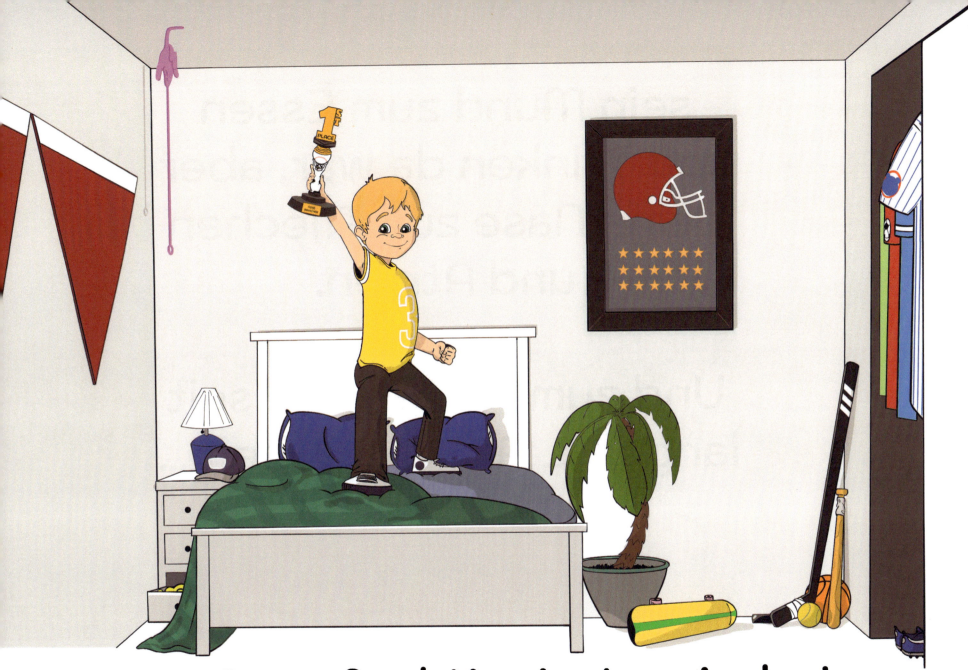

Finns Nase funktionierte wieder!
Er beschloss, dass von nun an ...

sein Mund zum Essen
und Trinken da war, aber
seine Nase zum Riechen
und Atmen.

Und zum ersten Mal seit
langer, L A N G E R Zeit ...

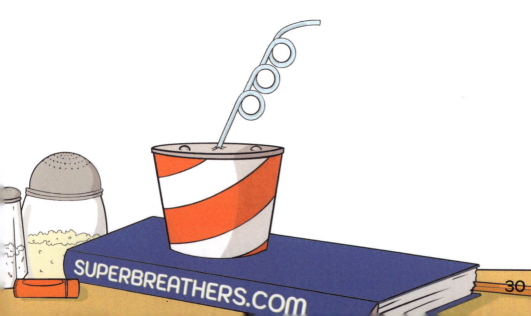

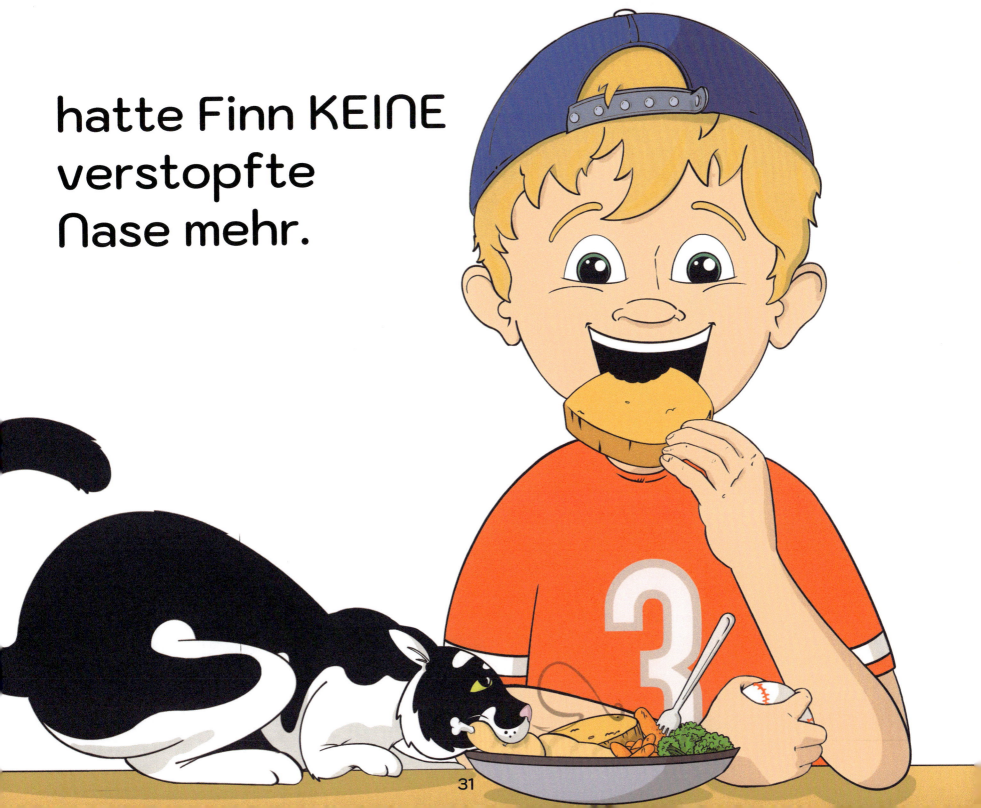

hatte Finn KEINE verstopfte Nase mehr.

UNSERE GESCHICHTE

Ein Kinderbuch, das den Unterschied zwischen Nasenatmung und Mundatmung erklärt?

Komisch, oder? Nicht wirklich, denn das ist der Grund:
Bis unser Sohn Finn sechs Jahre alt war, hatte er nachts nicht durchgeschlafen. Wir dachten, wir hätten alles versucht. Wir waren müde. Es kam uns nie in den Sinn, darauf zu achten, wie er atmete. Schauen Sie genau. Wie atmet Ihr Kind?

Es stellte sich heraus, dass Finn ein Mundatmer war. Wir hatten keine Ahnung, dass seine Mundatmung zu einer verstopften Nase führte. Wir haben gelernt, dass eine offene Mundhaltung den erholsamen Schlaf erschwert. Schlafquantität ist nicht unbedingt erholsam, es sei denn, es handelt sich um Qualität.

Er war ein unruhiger Schläfer. Er warf sich hin und her und rief die ganze Nacht hindurch immer wieder um Hilfe. Seine Atmung war schwer, er schwitzte während des Mittagsschlafs und nachts stark. Er litt unter Albträumen und dunklen Augenringen. Obwohl er müde aufwachte und gähnte, hatte er den ganzen Tag über jede Menge Energie. Er entwickelte einen Ausschlag im Gesicht und seine Atemwege waren so verstopft, dass er mehrmals pro Minute versuchte, die Nase und den Rachen zu räuspern. Er war offensichtlich in Not. Woher kam es? Physiologie? Allergien? Diät?

Nach Jahren voller Arztbesuche und medikamentöser Behandlung waren wir der Ursache immer noch nicht näher gekommen. Bis zu einem Gespräch mit einem Zahnarzt. Der Zahnarzt erklärte, wie die Nase die Luft, die in unseren Körper gelangt, filtert, wärmt, reinigt und befeuchtet. Mundatmung bewirkt dies nicht, sondern kann stattdessen zu einer verstopften Nase, vergrößerten Adenoiden und Mandeln führen. Der erste Schritt zur Lösung seines fragmentierten Schlafes und seiner gestörten Atmung bestand darin, Finns Atemgewohnheiten von Mund- auf Nasenatmung umzustellen. Dies war der Beginn unseres Weges, unserem Sohn zu helfen, besser zu schlafen und zu atmen, und der erste Schritt war sehr entscheidend. Unser Ziel mit „die sehr verstopfte Nase" ist es, Ihrem Kind durch eine spannende Geschichte zu vermitteln, dass es darauf ankommt, wie wir atmen, und mit einem gezielten Ansatz können Sie und Ihr Kind zu Super-Nasenatmern werden.

Besuchen Sie uns auf
www.SuperBreathers.com

DANKSAGUNGEN

Vielen Dank, Jared, für Deine Liebe zum Detail und Deine Kreativität, mit der Du diese wichtige Botschaft durch Deine Illustrationen zum Leben erweckst.

Mein tiefster Dank geht an Karl, Finn, meine Eltern, Familie und Freunde für eure endlose Liebe und Unterstützung - xoxo.

Ein besonderer Dank geht an alle Ärzte, die sich darauf konzentrieren, den Patienten zu einer guten Atmung und einem erholsamen Schlaf zu verhelfen.

Abschließend möchte ich meinen aufrichtigen Dank an Silvia Seward (www.kinese.ch), Julia Hess und Dr. Andrea Freudenberg (www.mykie.de) für ihren wertvollen Beitrag zur deutschen Übersetzung zum Ausdruck bringen. Ihre Fachkenntnisse und Hingabe haben die Qualität und Genauigkeit der Übersetzung erheblich verbessert.

VORSTELLUNG DES ILLUSTRATORS
Jared Kidwell ist Pastor und Illustrator in Fort Collins, CO.
Er ist mit seiner wunderschönen Frau Tylar verheiratet
und sie haben zwei wundervolle Töchter.
Er hat einen Master-Abschluss in christlicher Führung
und eine Leidenschaft für Menschen, Sport und alles im Freien.

ÜBER DIE AUTORIN

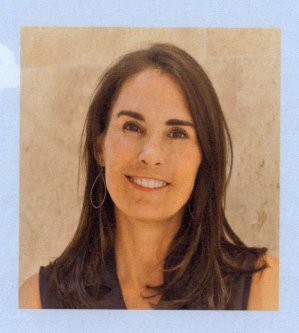

Treffen Sie Kelley Richardson, Autorin, Rednerin, Influencerin und Nasenatmerin.

„Die sehr verstopfte Nase" ist eine Geschichte über ihre eigenen Erfahrungen als Mutter, die darum kämpft, ihrem kleinen Sohn mit chronisch verstopfter Nase, Entzündungen, schlechtem Schlaf und Unruhe zu helfen. Kelley möchte das Bewusstsein dafür wecken, wie einfache Veränderungen der Atmung und des Schlafes zu positiven Verbesserungen des Verhaltens, des Wachstums und der Entwicklung führen können.

Vernetzen Sie sich mit Kelley in den sozialen Medien und helfen Sie, die Nachricht auf SuperBreathers.com zu verbreiten.